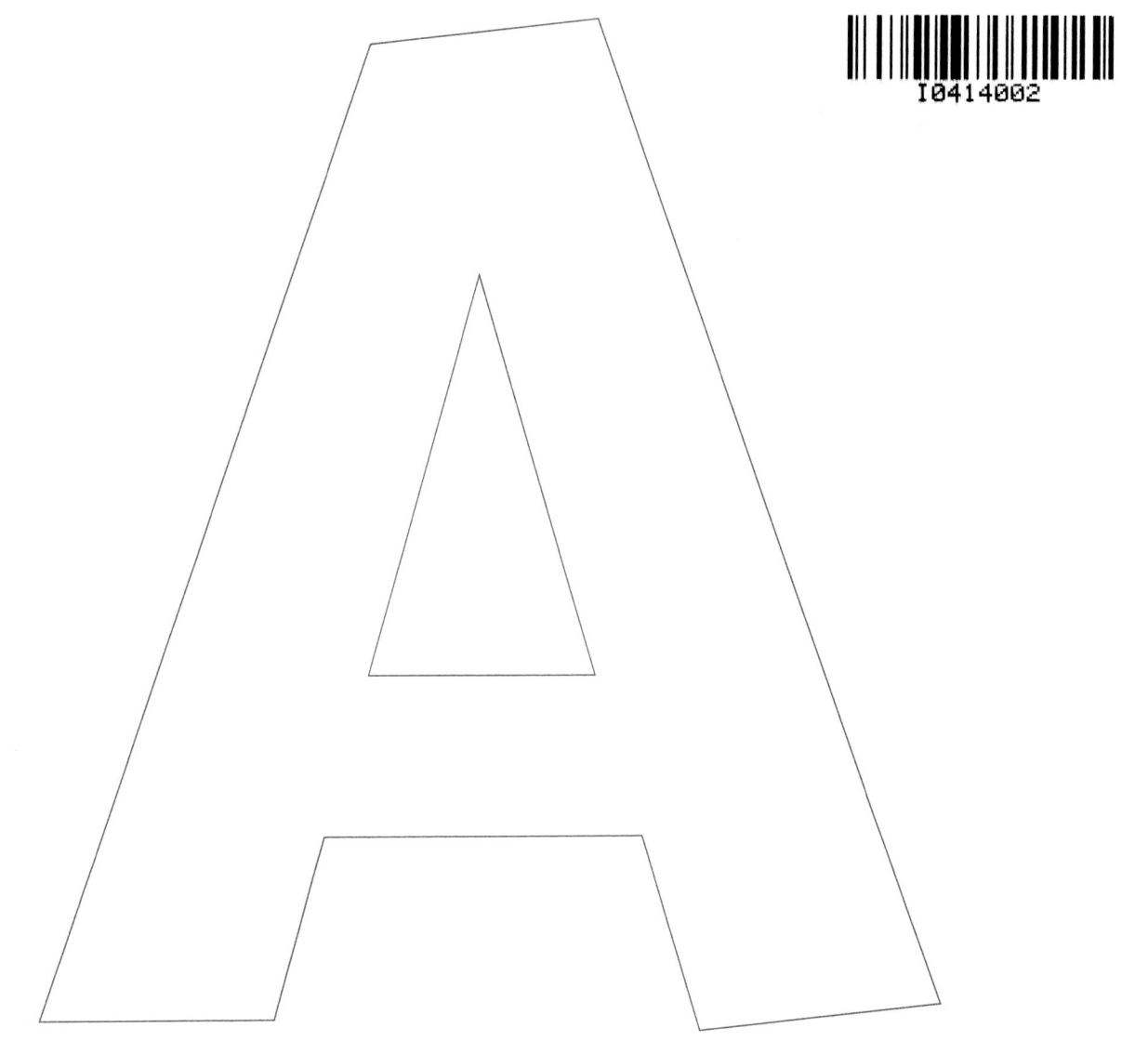

I AM ABLE

I AM ABLE

I AM ABLE

I AM ABLE

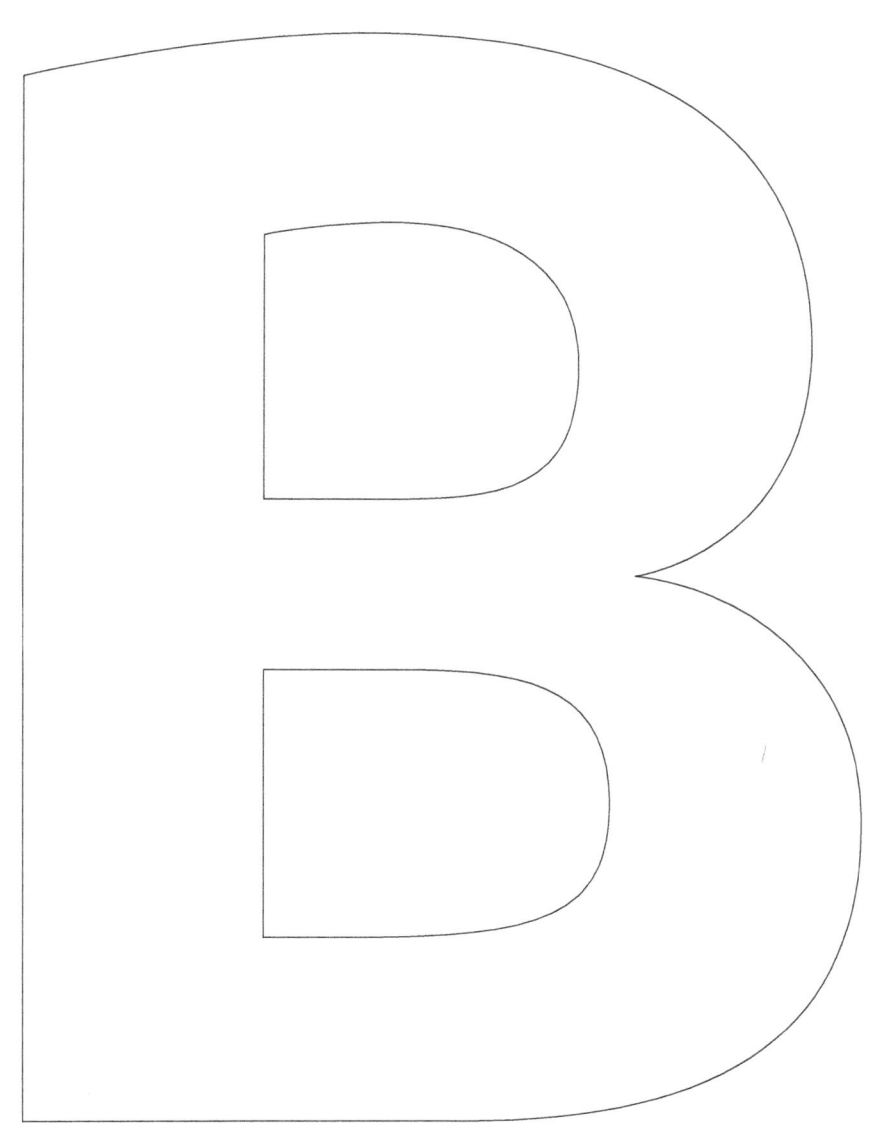

I'm BETTER than chemo

I'm BETTER than chemo

I'm BETTER than chemo

I'm BETTER than chemo

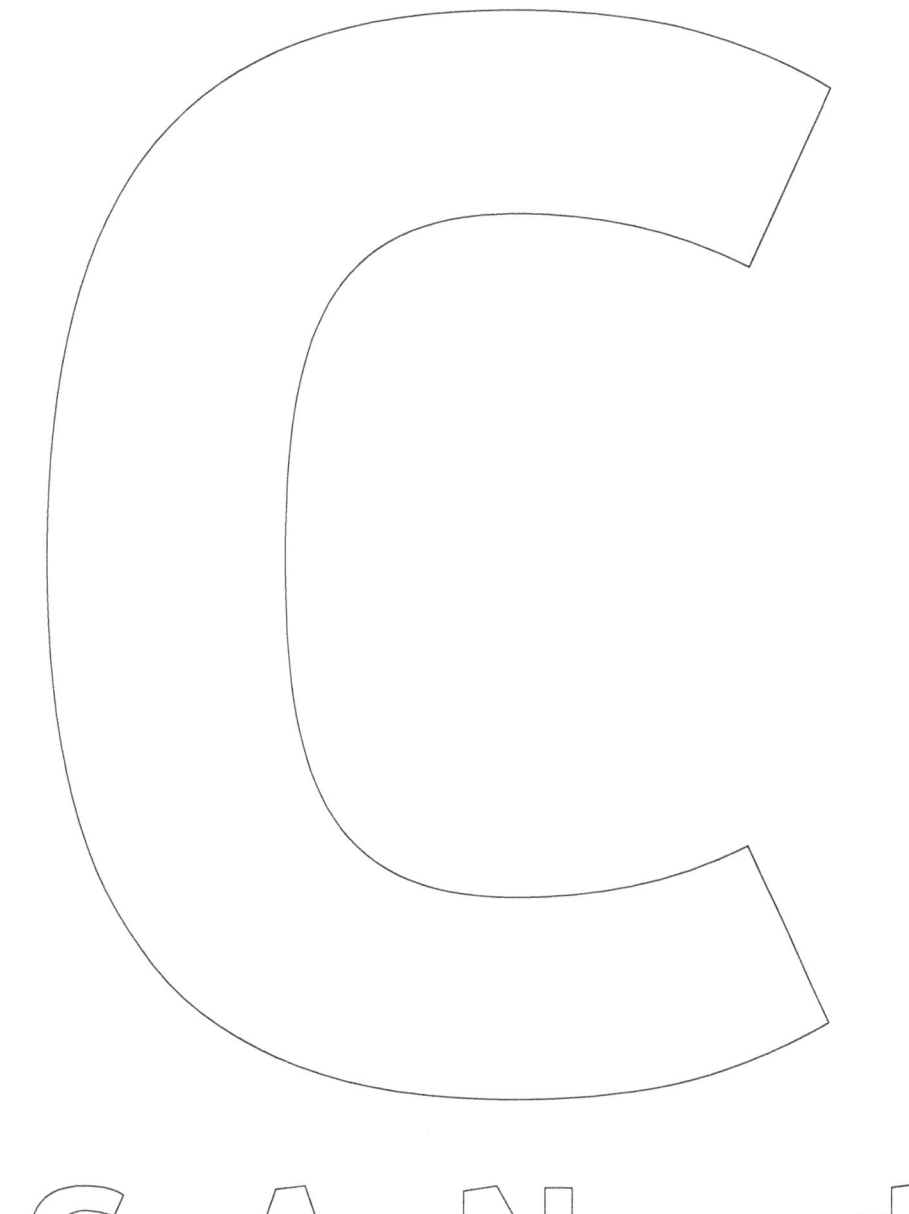

I CAN do

I CAN do

I CAN do

I CAN do

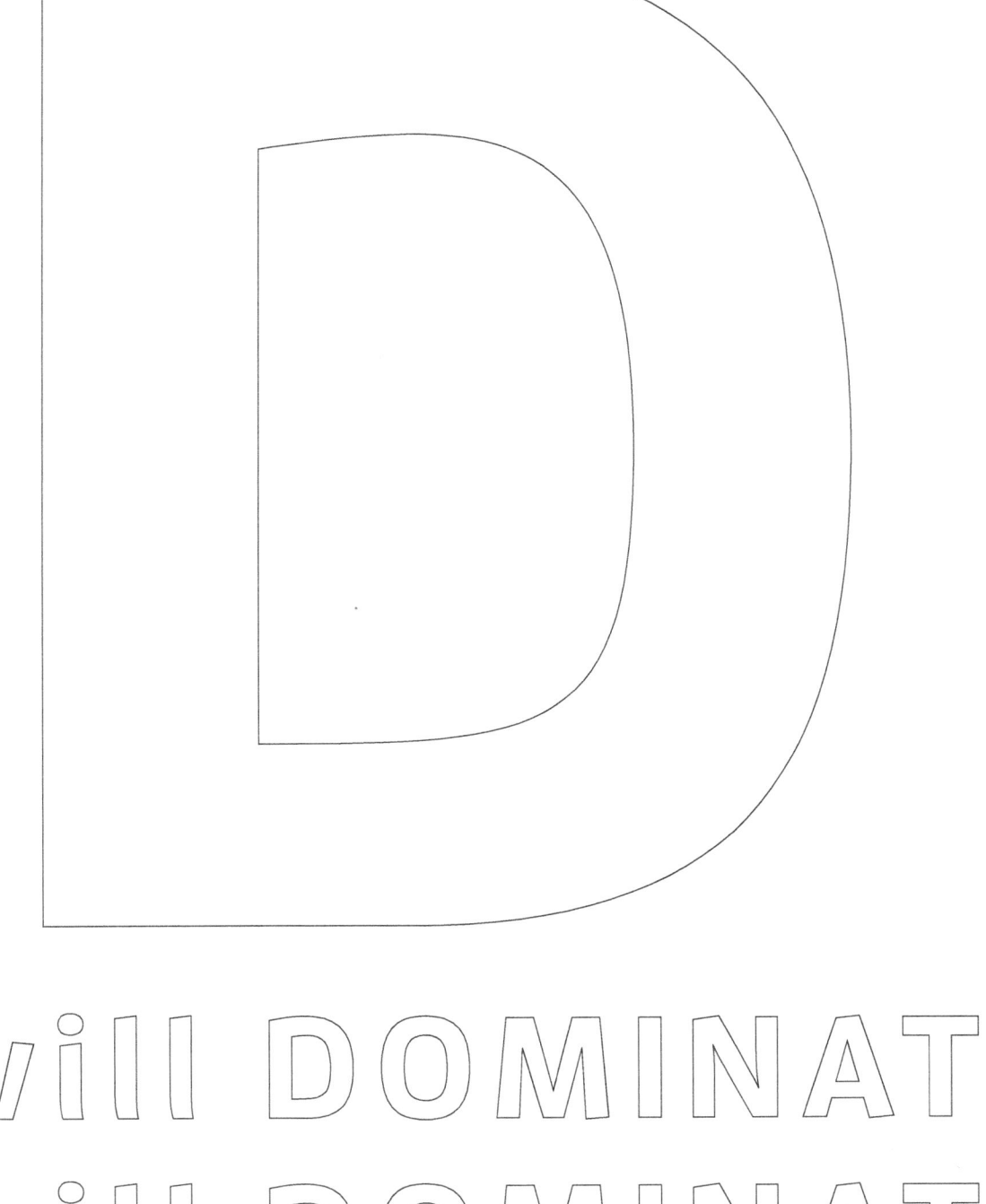

I will DOMINATE

I will DOMINATE

I will DOMINATE

I will DOMINATE

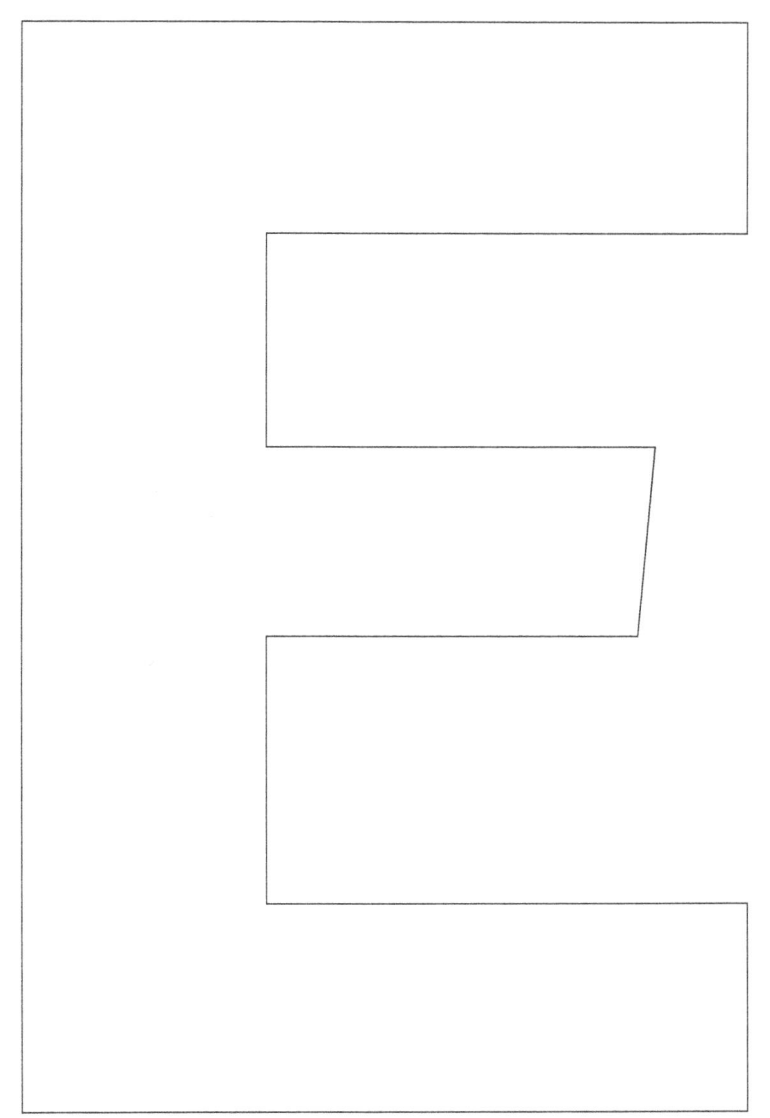

No EXCUSES

No EXCUSES

No EXCUSES

No EXCUSES

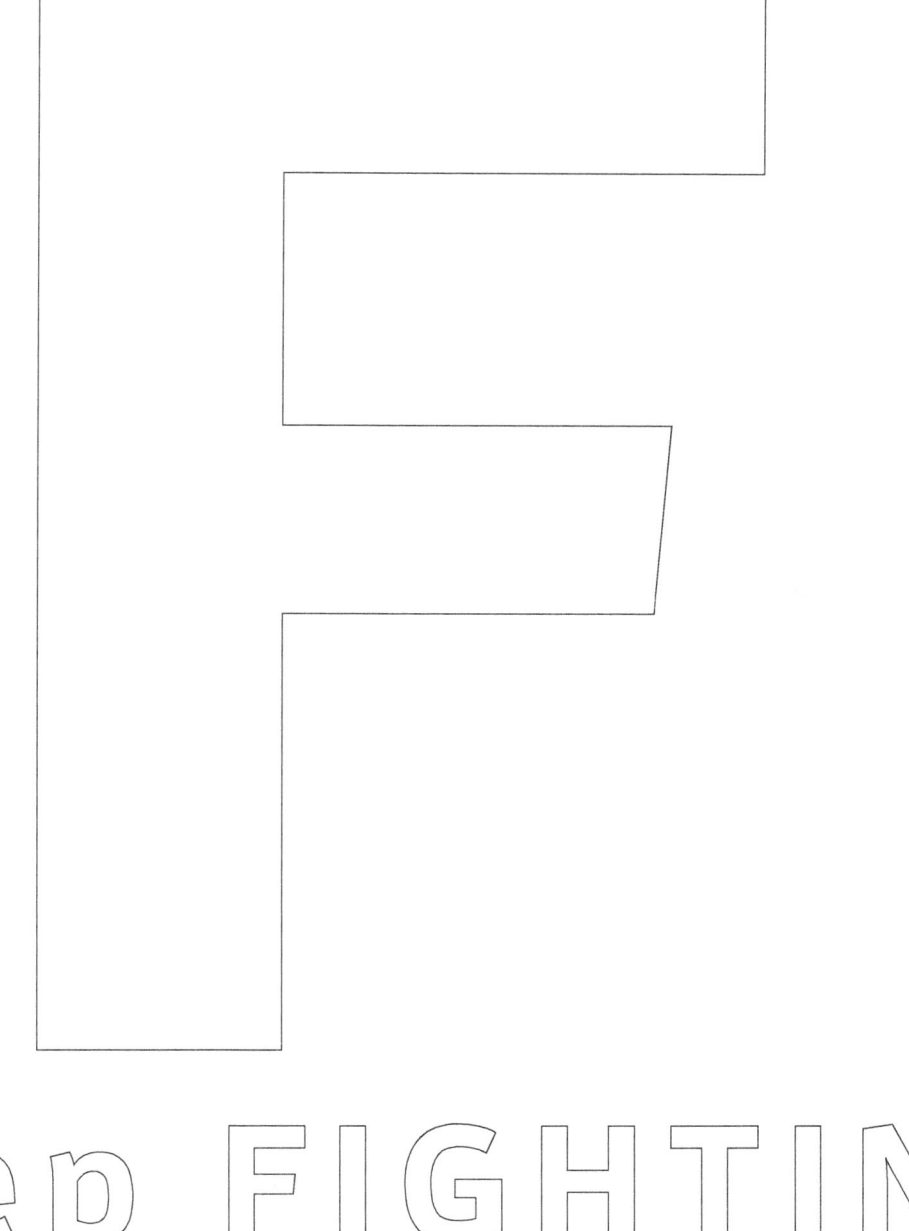

Keep FIGHTING
Keep FIGHTING
Keep FIGHTING
Keep FIGHTING

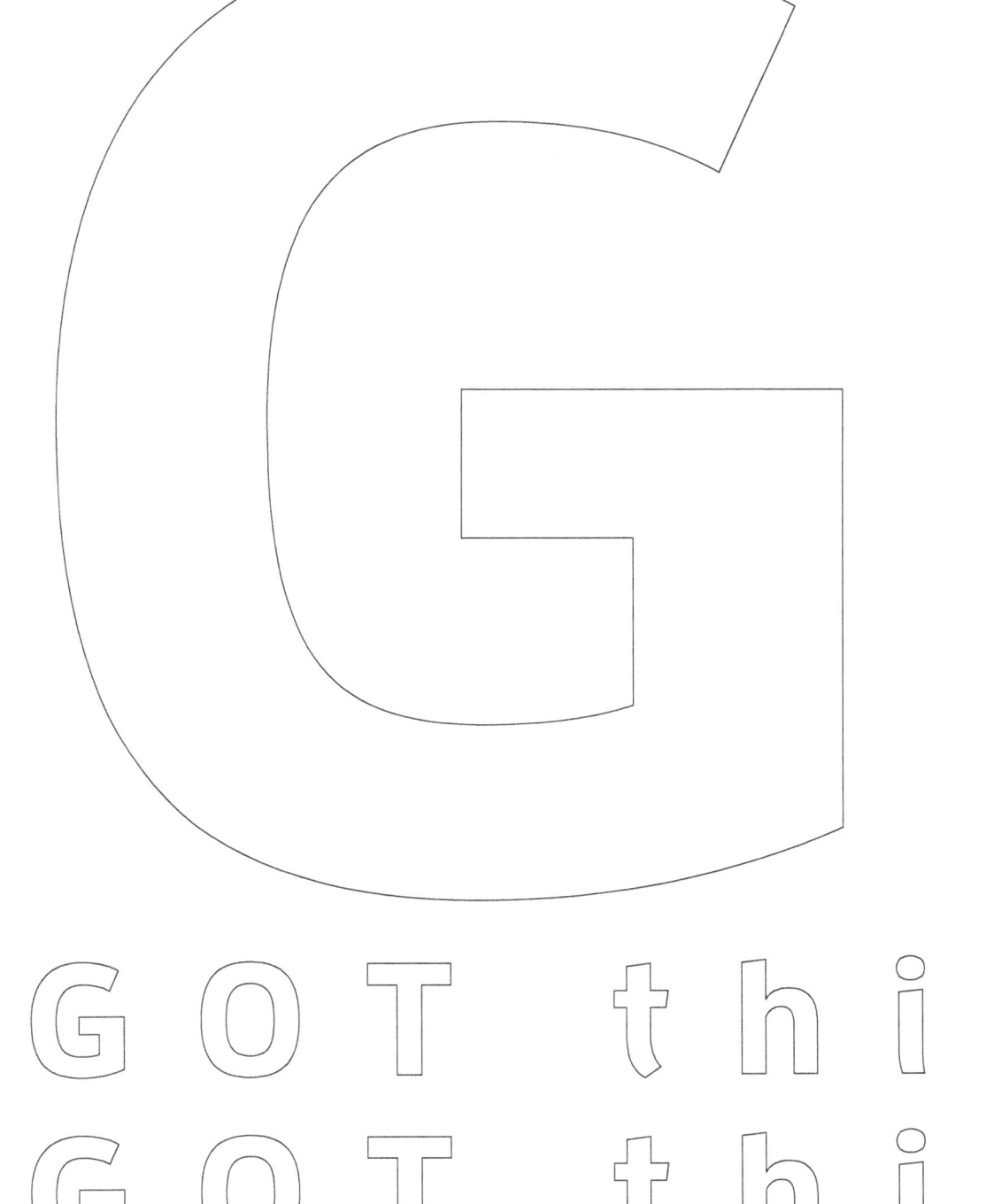

G

I GOT this
I GOT this
I GOT this
I GOT this

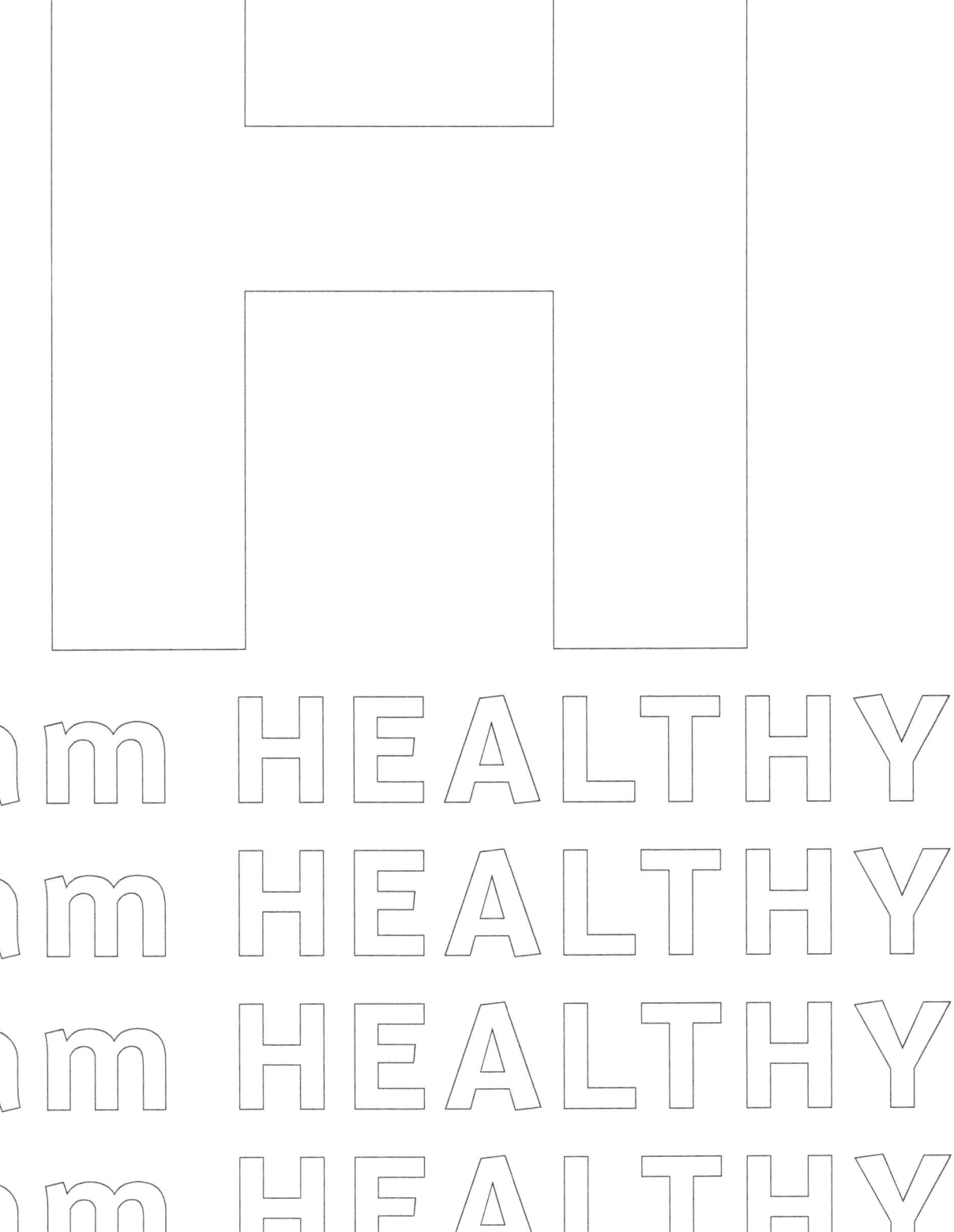

I am HEALTHY
I am HEALTHY
I am HEALTHY
I am HEALTHY

IGNORE all doubt
IGNORE all doubt
IGNORE all doubt
IGNORE all doubt

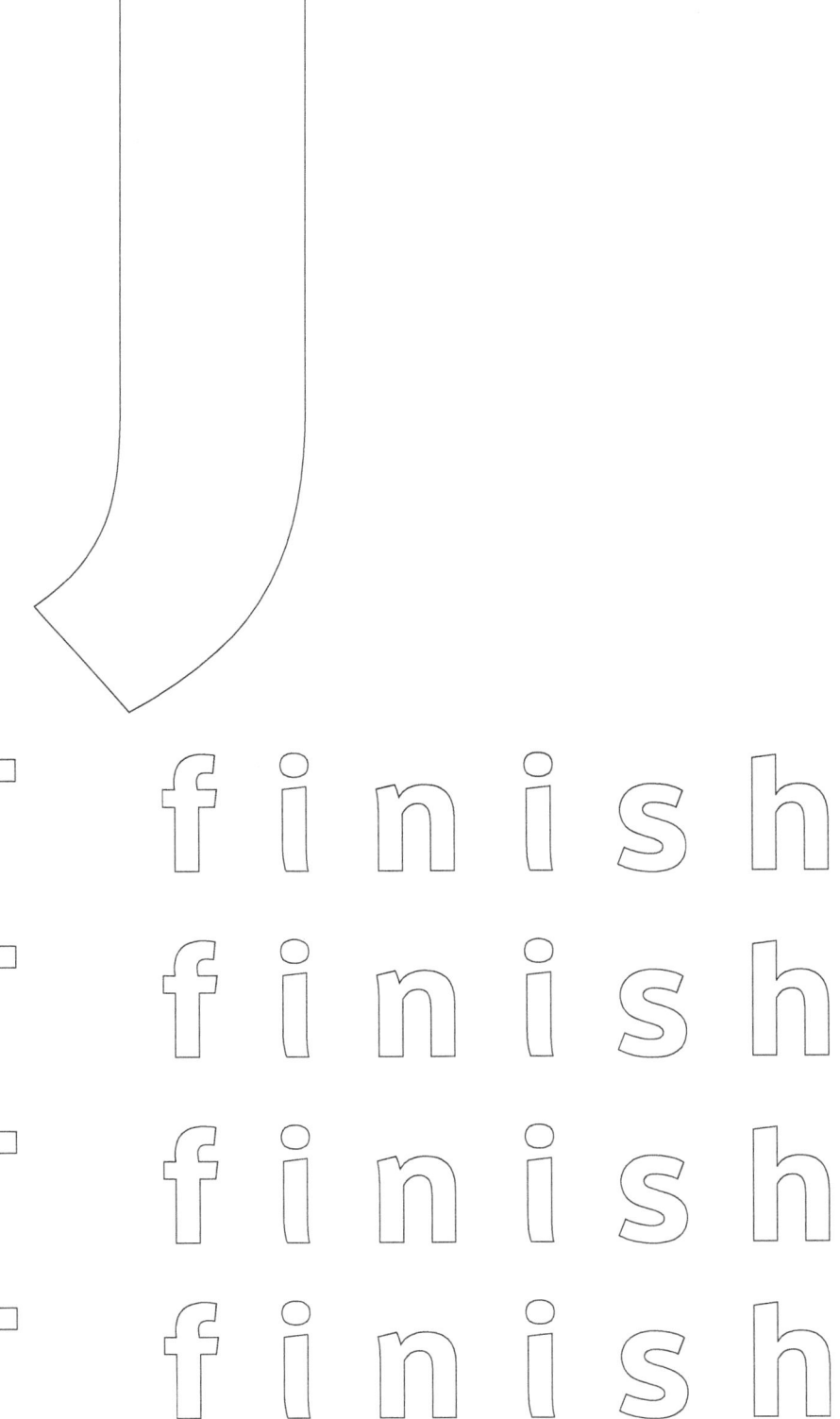

JUST finish
JUST finish
JUST finish
JUST finish

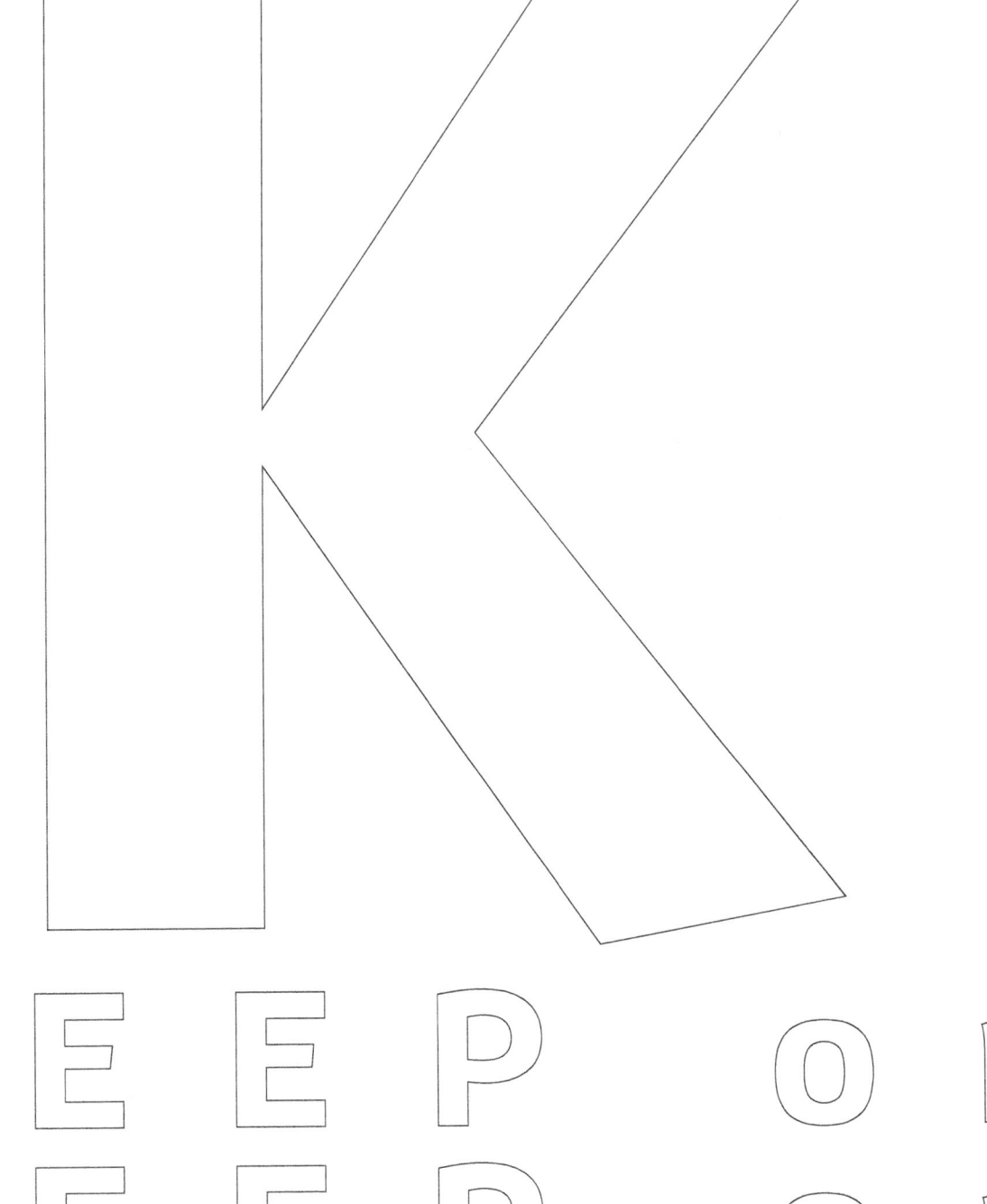

K

K E E P   o   n
K E E P   o   n
K E E P   o   n
K E E P   o   n

L

I am LOVED
I am LOVED
I am LOVED
I am LOVED

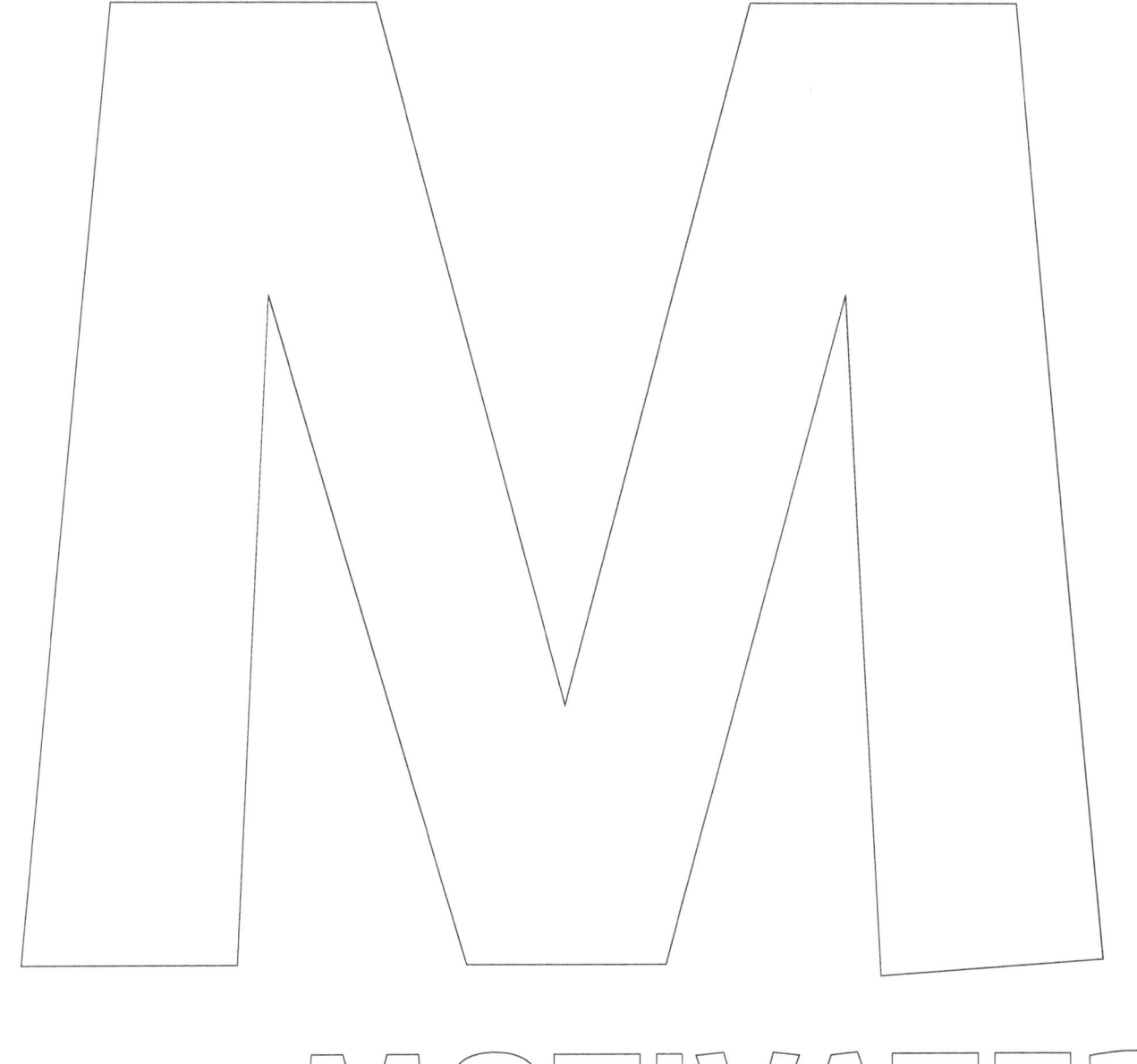

I am MOTIVATED

I am MOTIVATED

I am MOTIVATED

I am MOTIVATED

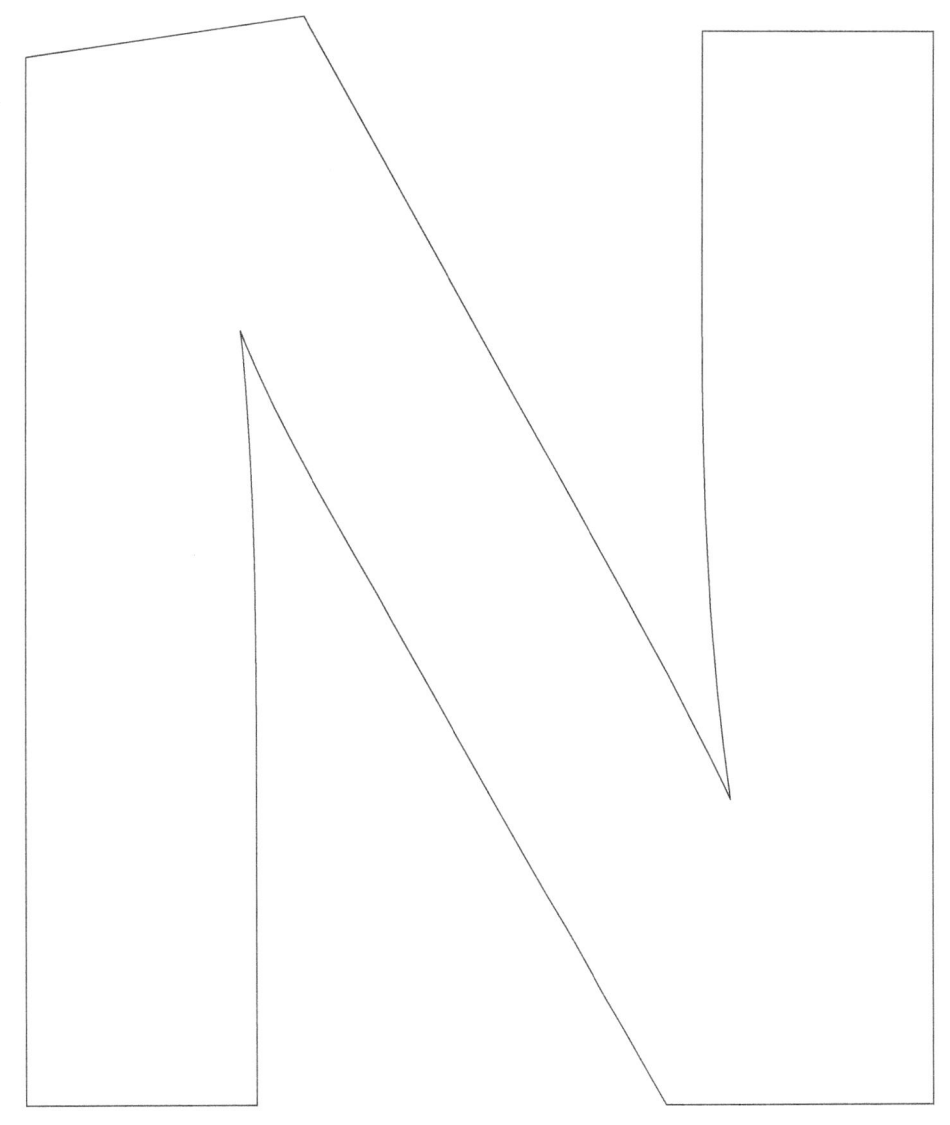

NEVER surrender
NEVER surrender
NEVER surrender
NEVER surrender

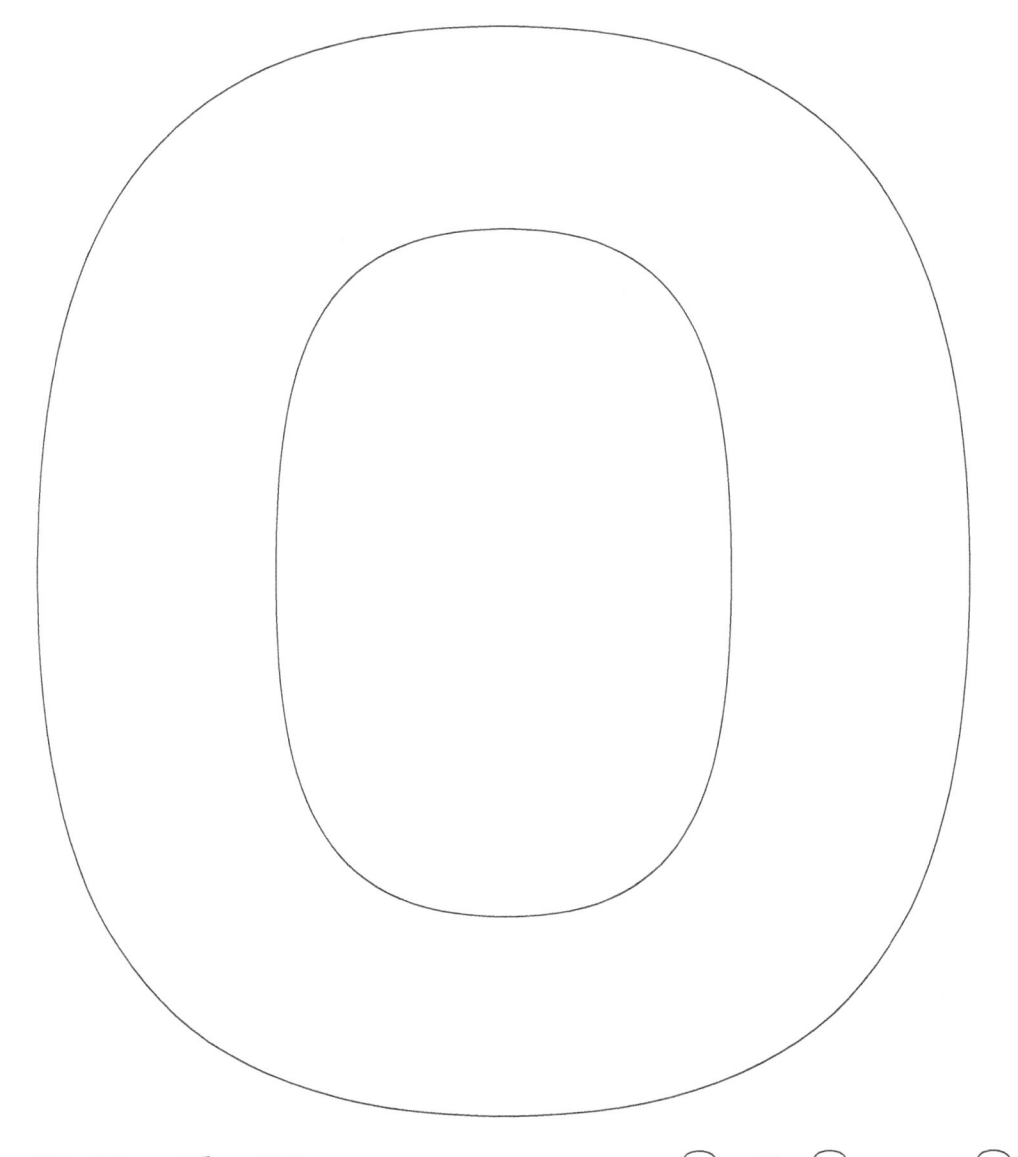

ONLY positivity
ONLY positivity
ONLY positivity
ONLY positivity

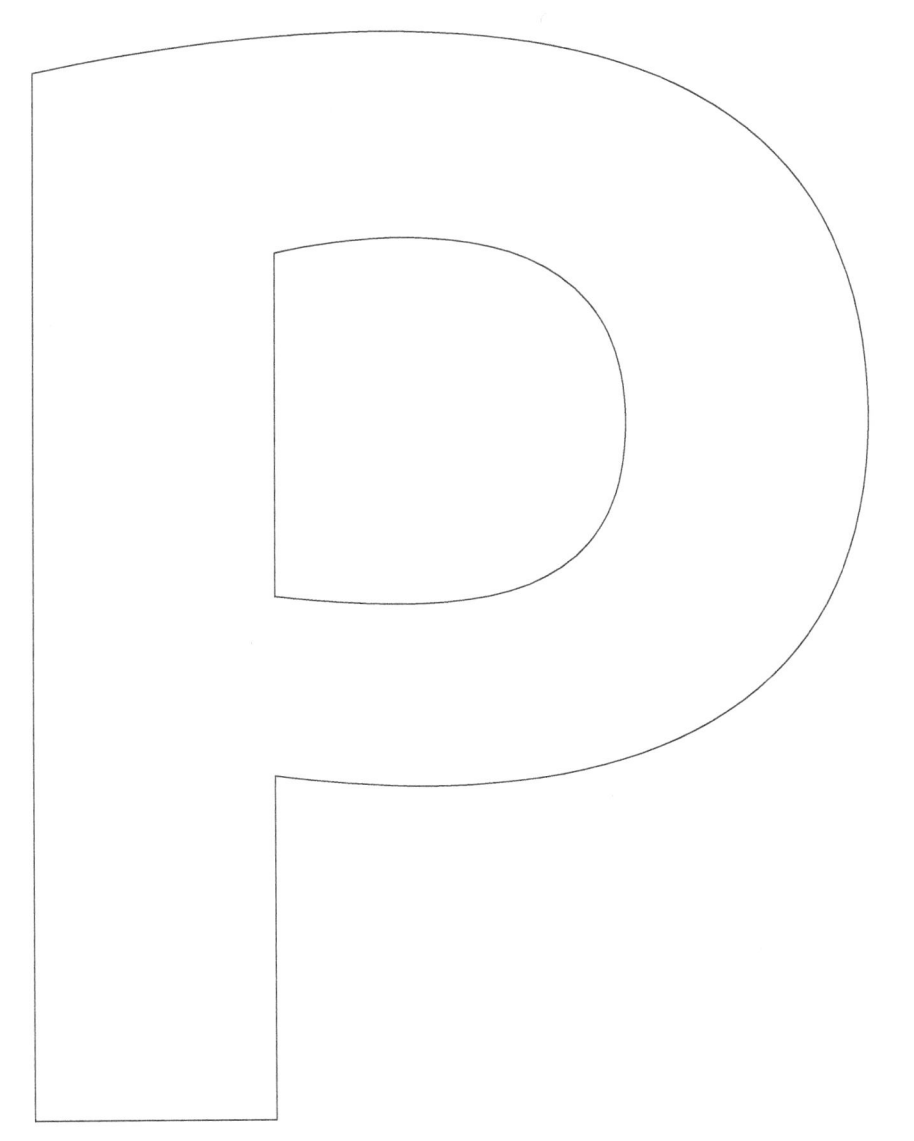

PUSH through
PUSH through
PUSH through
PUSH through

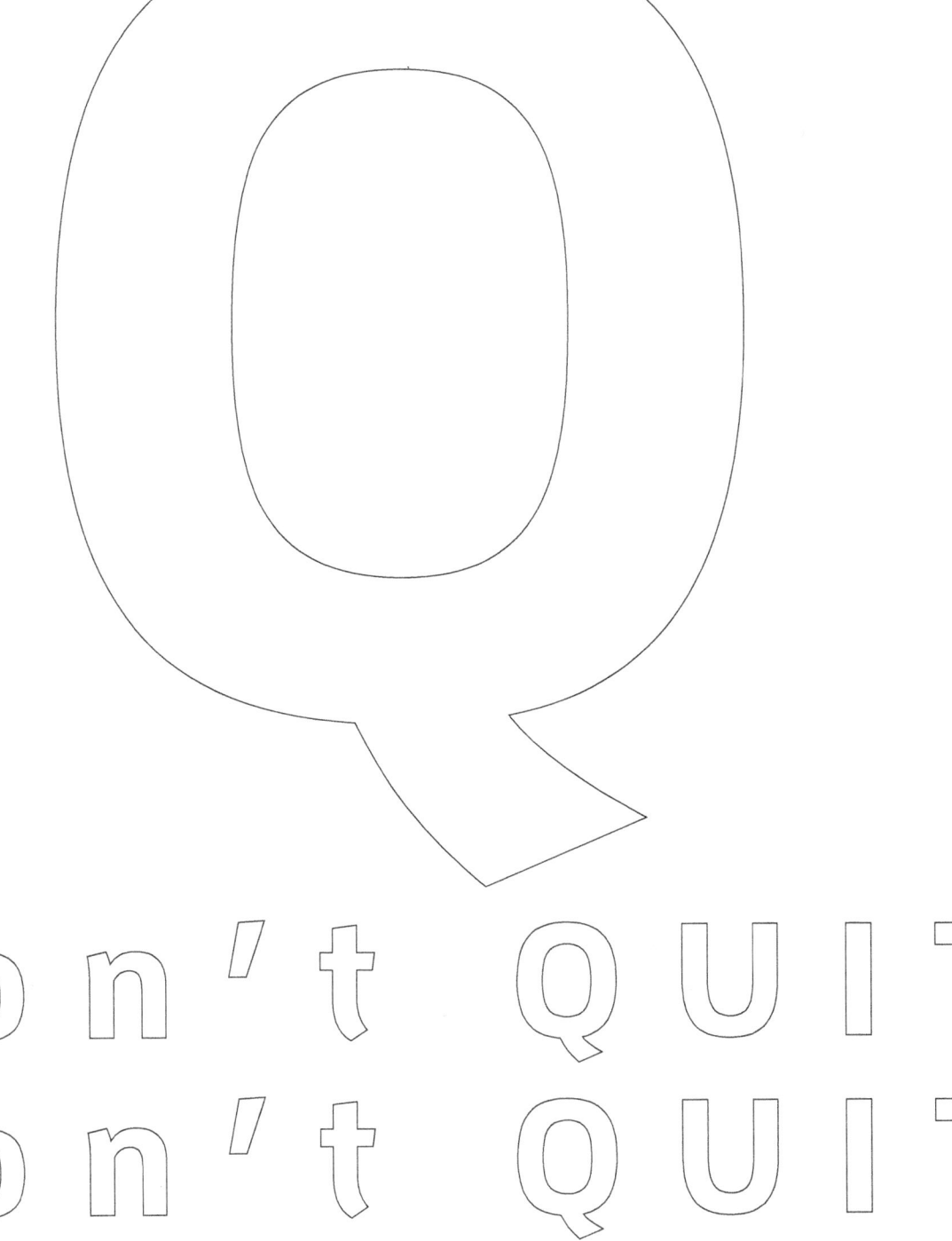

Q

Don't QUIT
Don't QUIT
Don't QUIT
Don't QUIT

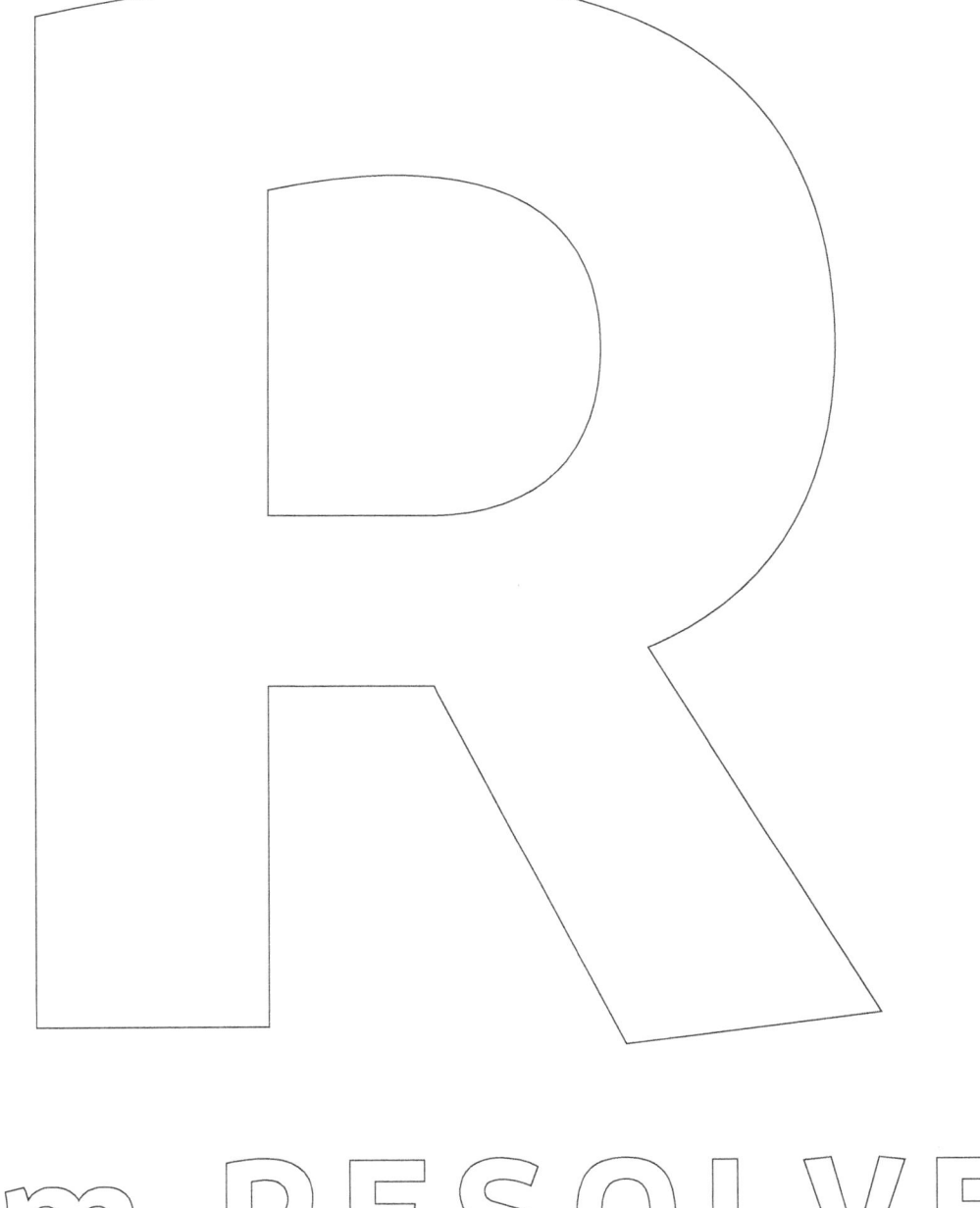

I am RESOLVED

I am RESOLVED

I am RESOLVED

I am RESOLVED

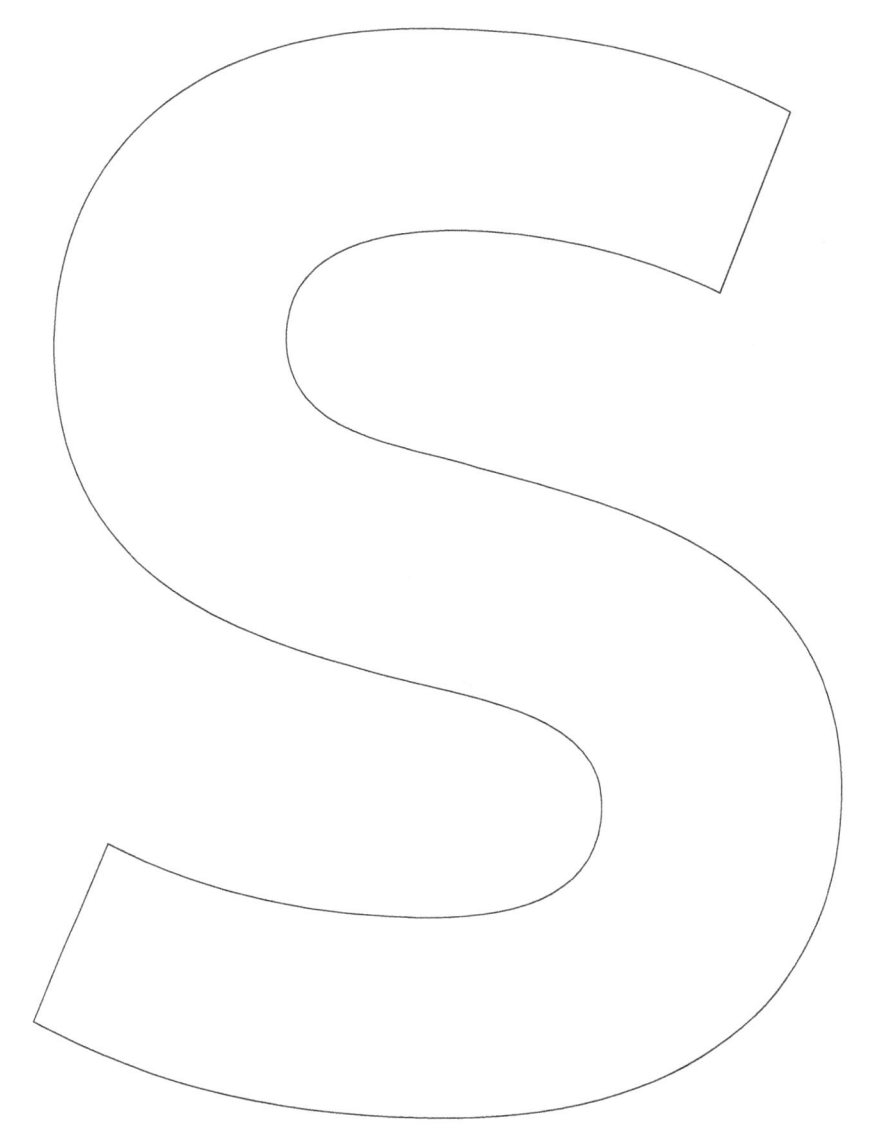

STAY STRONG
STAY STRONG
STAY STRONG
STAY STRONG

T

I am TOUGH

I am TOUGH

I am TOUGH

I am TOUGH

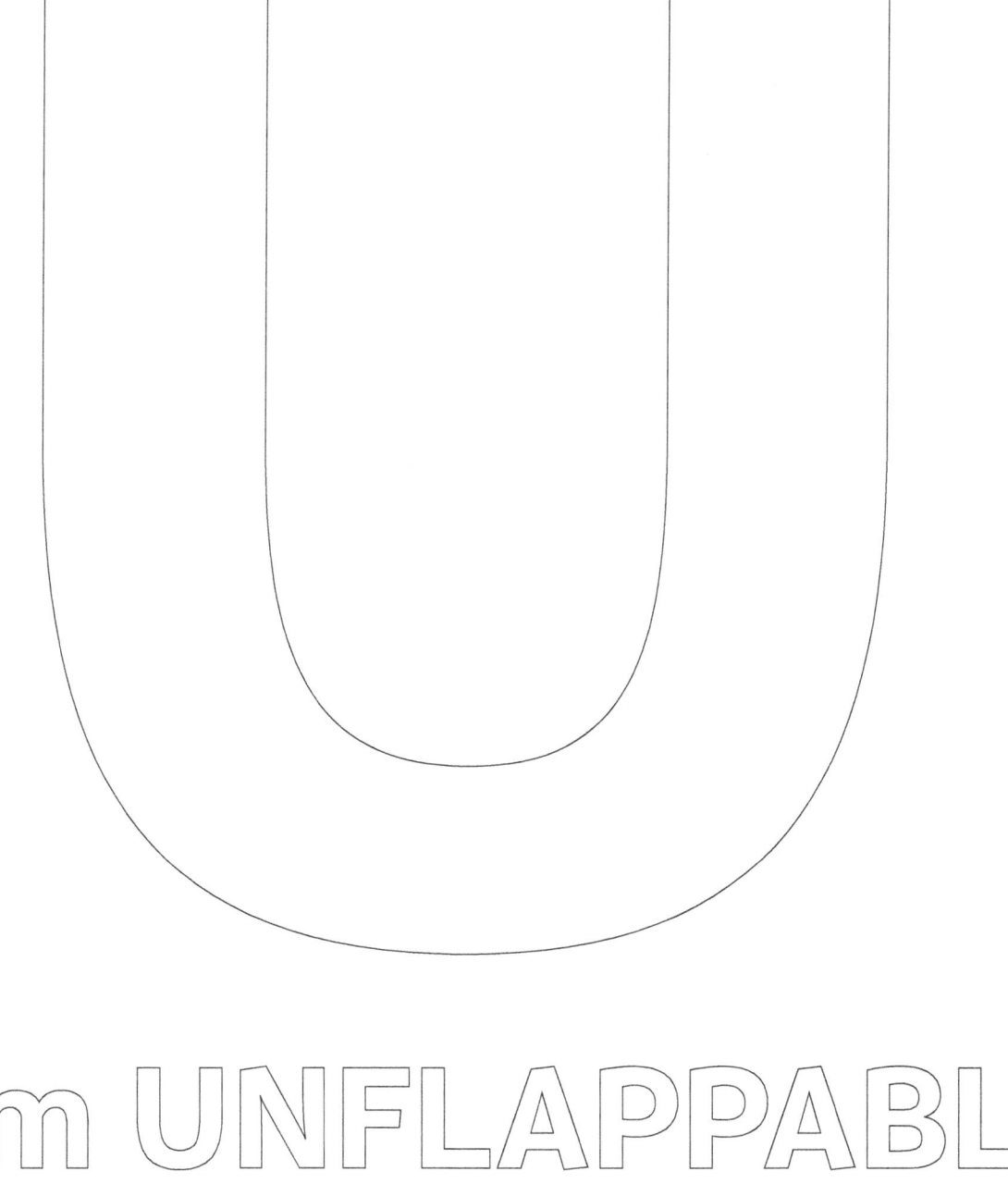

I am UNFLAPPABLE
I am UNFLAPPABLE
I am UNFLAPPABLE
I am UNFLAPPABLE

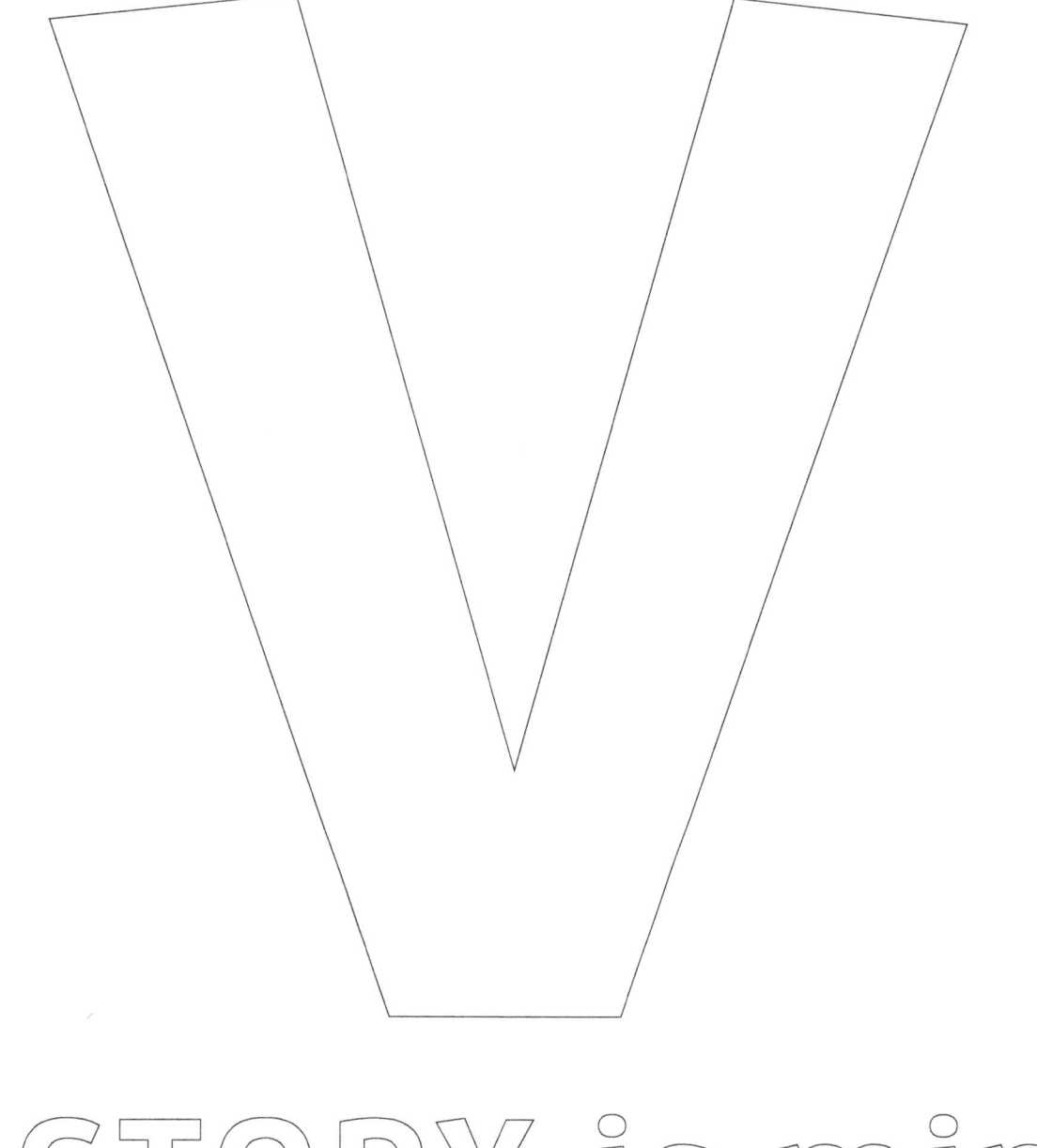

VICTORY is mine
VICTORY is mine
VICTORY is mine
VICTORY is mine

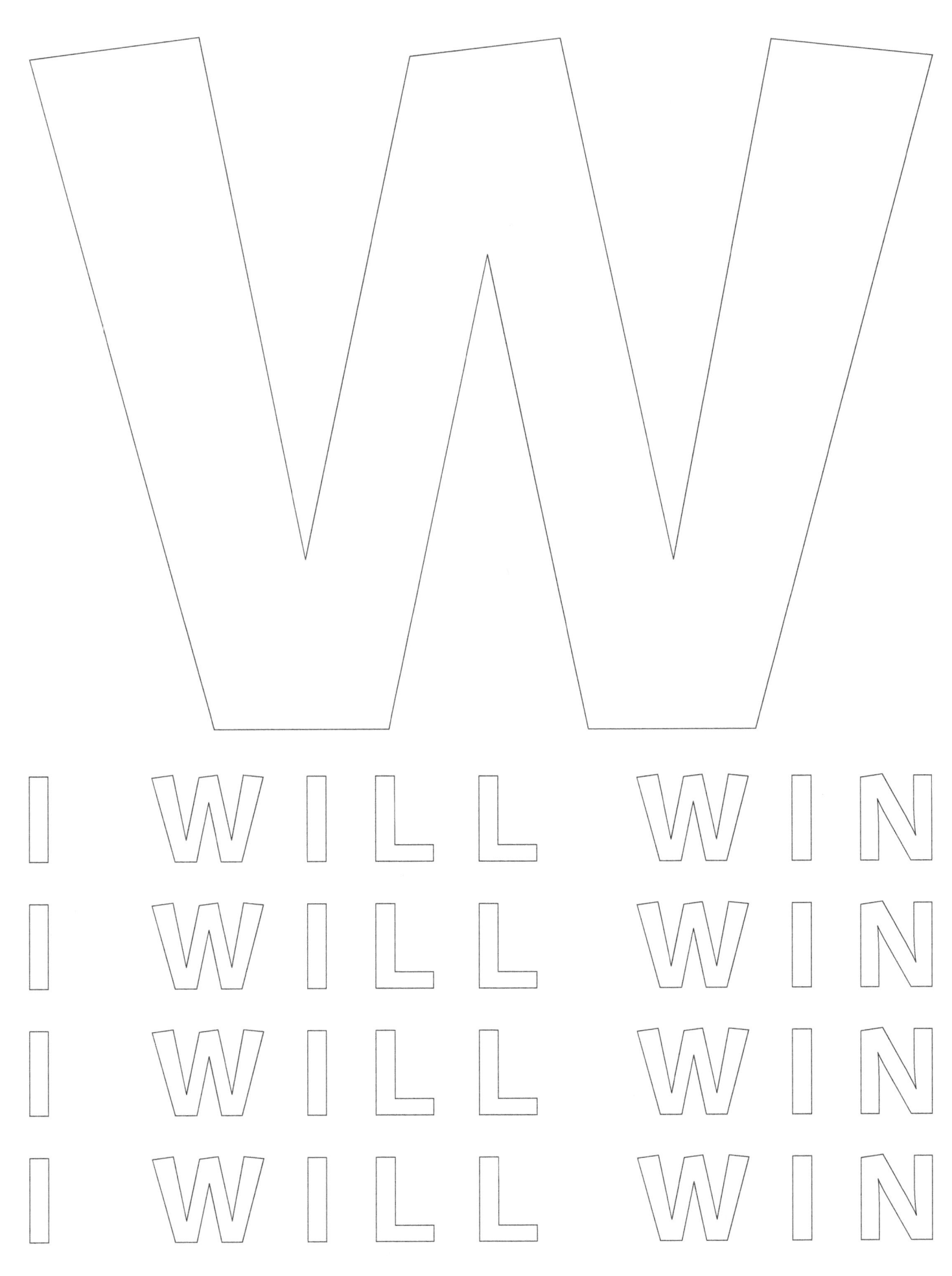

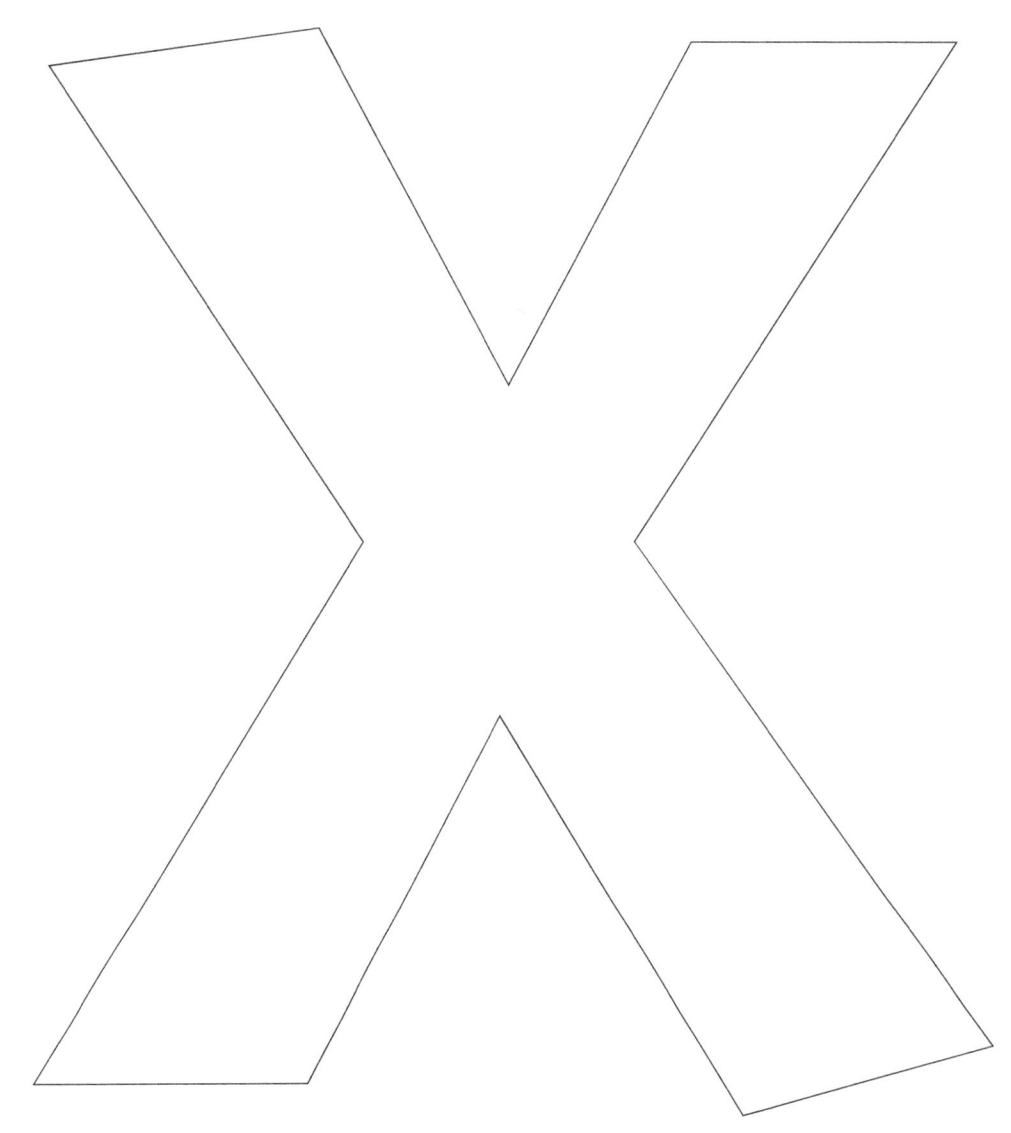

eXPECT healing

eXPECT healing

eXPECT healing

eXPECT healing

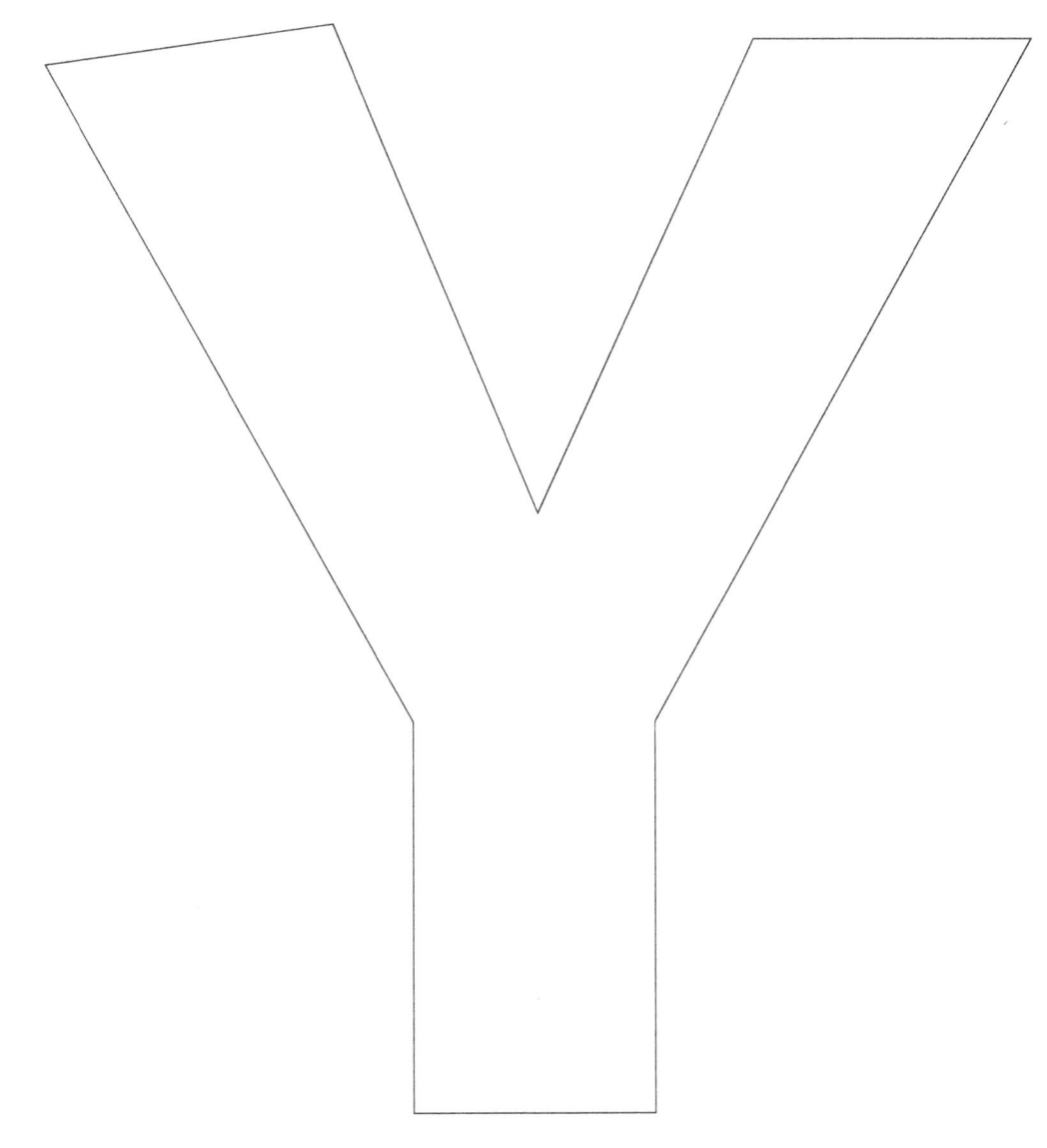

YES I am healed
YES I am healed
YES I am healed
YES I am healed

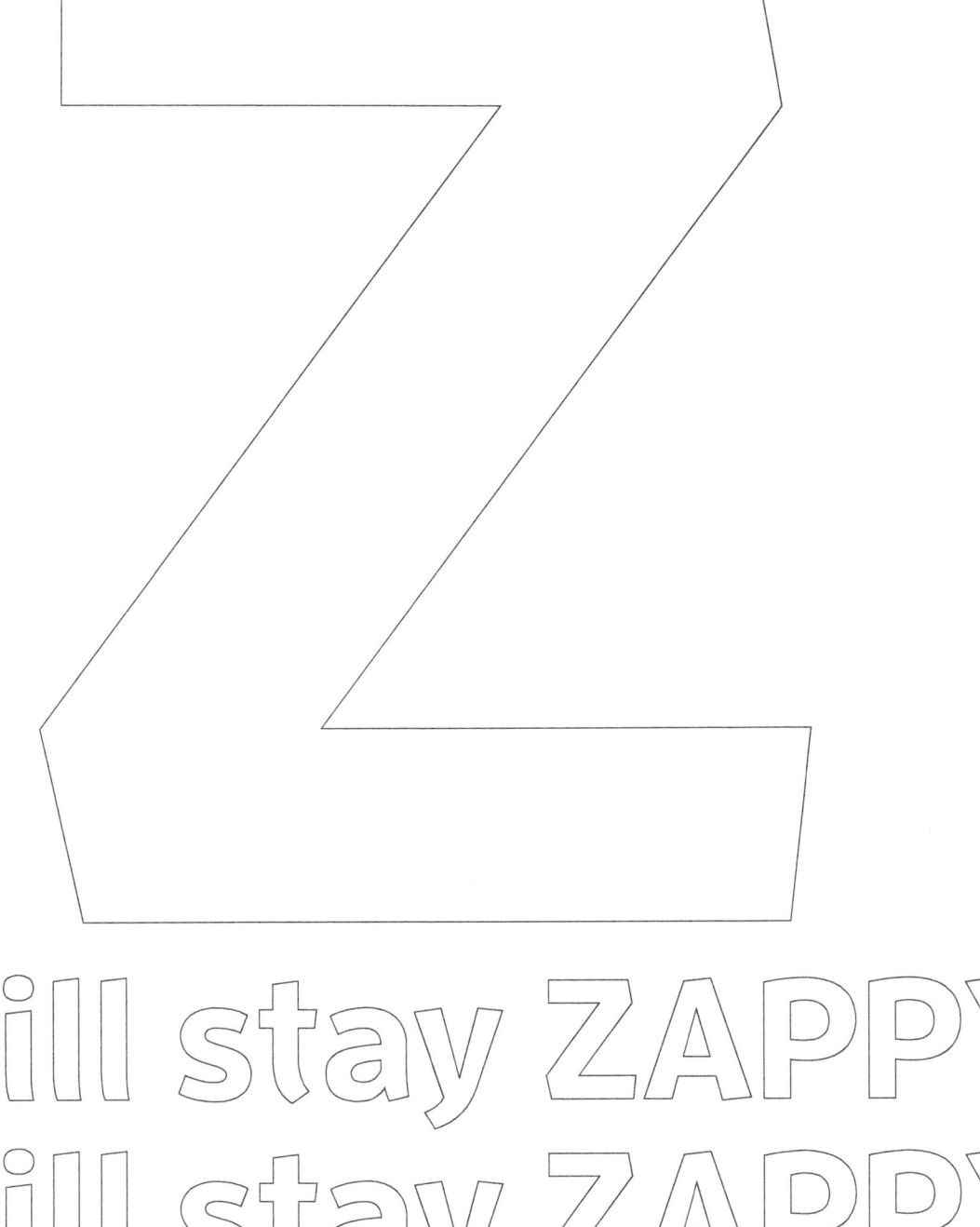

I will stay ZAPPY
I will stay ZAPPY
I will stay ZAPPY
I will stay ZAPPY